麥可・波倫（Michael Pollan）——著
龐中培——譯

飲食 規則

83條日常實踐的簡單飲食方針

Food Rules
An Eater's Manual

作者簡介

麥可・波倫，《紐約時報》、《洛杉磯時報》、《出版人週刊》年度好書作者，食物類大獎「詹姆斯・比爾德獎」作者，加州大學柏克萊分校新聞講座教授。

他是美國聲譽卓著的食物類作家、記者、講座教授。他以專業記者的良心、敏銳和功夫，親身走訪進行田野調查，提供最可信的資料來源，再以流暢文筆傳達給普羅大眾。

第一本著作《第二天性》（1991）獲選美國園藝學會「75優良園藝圖書」，《慾望植物園》（2001）是由個人體驗出發的絕佳自然寫作。《雜食者的兩難》（2006）榮獲《紐約時報》與《華盛頓郵報》年度十大好書，《食物無罪》（2008）則名列《紐約時報》暢銷書排行榜榜首；這兩本書皆獲詹姆士・比爾德獎。新作《飲食規則》名列《紐約時報》暢銷書排行榜榜首、亞馬遜網站不分類總排行第一。

Contents 目錄

Introduction
引言 ix

Part I 第一部

What should I eat? (eat food.)
我該吃什麼？吃食物 1

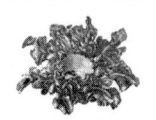

Part II 第二部

What kind of food should I eat? (Mostly plants.)
我該吃哪種食物？以植物為主 55

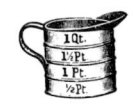

Part III 第三部

How should I eat? (not too much.)
我該怎麼吃？別吃太多。 111

Acknowledgments 致謝 178

獻給我的母親，
她一直都知道天然奶油比人造奶油好。

序

在我們這個時代，飲食變得很複雜——不消說，這當然只是我的想法。我要先來談談這種最基本的生物活動是怎麼個複雜法，稍後再回到「不消說」的部分。大部分的人都依賴「專家」之類的建議，來告訴我們該如何飲食，例如醫生、飲食書、營養科學最新發現的報導、政府的報告與飲食金字塔，以及在食物包裝上越做越大的健康功效宣傳。我們不會一直留意這些專家的建議，但當我們看著菜單準備點菜，或推著推車在超市購物時，他們的聲音就會在我們腦海中響起。此外，我們腦中還累積了許多生物化學知識。現下每個人多少都聽過這些詞：「抗氧化物」、「飽和脂肪」、「ω-3 脂肪酸」、「碳水化合物」、「多酚」、「葉酸」、「麥麩」、「益生菌」等。這不是很奇怪嗎？我們眼中已經沒有食物，而是直接看到食物中的營養成分（不論這些成分的好壞），當然也看到了熱量。若是我們能正確認識食物中這些不可見的性質，理應就掌握了健康飲食的祕密。

然而，近年來我們雖已知道許多關於飲食的科學與

偽科學知識，卻還是不知道吃什麼才正確。我們應該擔心脂肪還是碳水化合物的攝取量？然後，什麼是「好」的脂肪和「壞」的碳水化合物（例如高果糖玉米糖漿）？我們應該要擔心麥麩嗎？如何看待人工甜味劑？早餐吃穀片真的能增加孩子在學校中的專注力嗎？另一種穀片能讓我免於心臟病發嗎？什麼時候早餐吃碗穀片變成了一種醫療過程？

我和其他人一樣困惑，因此便在數年前追根究底，以解開這個簡單的問題：我該吃什麼？我們真的知道健康與飲食之間的關聯嗎？我不是營養專家，也不是科學家，我只是個好奇的記者，想為自己和家人找尋這個切身問題的答案。

通常的情況是，當我展開調查之後，很快就會發現內情比我先前所想的還要複雜且含混。但這一回卻不是。當我越深入那些盤根錯節、讓人困惑的營養科學，爬梳長久以來脂肪和碳水化合物之間的戰爭，釐清食品添加物一連串的衝突與爭議，整件事情的樣貌便逐漸清晰了起來。

我發現，科學界對於營養的所知比你預期的要少上許多。說得好聽點，營養學還是門非常年輕的科學。你喝了一口汽水之後身體會發生什麼事、胡蘿蔔對身體好的真正原因，以及你的胃臟為何布滿了跟腦細胞

序

一樣的神經元，這些都還在探索之中。營養科學是個有趣的領域，總有一天或許可以明確回答與人類相關的營養學問題，不過營養科學家會告訴你，現在還差得遠呢。營養科學的歷史還不到兩百年，目前的水準和一六五〇年時的外科技術相當。這是個前景看好且看起來非常有趣的科學，不過你已經準備好要用在自己身上了嗎？我想我會再等等。

但是我學到了許多以往我們不知道的營養知識，也學到了一些對於食物與健康都非常重要的事情。我的意思是，當我越深入了解，得到的結果反而越簡單。

飲食與健康的關係，基本上你只需要知道兩件事，這也是所有參與營養戰爭的陣營都毫無異議的兩點。而對你更重要的就是，光靠這兩點就足以讓你養成實惠好用的飲食習慣。

事實一：所謂的西方飲食，通常指的是許多加工食物與肉類、許多額外添加的脂肪與醣類、許多精製的穀物；是除了蔬菜、水果、全穀物之外的其他許多東西。而吃西方飲食的人，則有很高比例罹患所謂的「西方疾病」：肥胖症、第二型糖尿病、心血管疾病和癌症。實際上，所有的肥胖症與第二型高血壓、百分之八十的心血管疾病、三分之一以上的癌症病例，

都和飲食有關。美國十大死因的前四名，都是和這種飲食有關的慢性疾病。營養學研究的爭論不在於飲食與這類疾病的明確關連，而是要找出西方飲食中造成這些慢性疾病的有害營養物質。是飽和脂肪酸、精製碳水化合物、纖維素不足？還是反式脂肪、ω-6 脂肪酸？或者是其他東西？重點是，身為飲食者（倘若沒有身兼科學家），我們知道自己得有所行動：不論原因為何，這種飲食本身就有問題。

事實二：吃各種傳統飲食的人，通常不容易得到這些慢性疾病。有些傳統飲食所含的脂肪非常多（格陵蘭的因奴伊特族人大部分是依賴海豹脂肪為生），或是含有大量碳水化合物（中美洲印第安人主要是依賴玉米和豆類），甚至含有非常多蛋白質（非洲部落民族的主食是牛血、牛肉和牛乳）。這三個例子比較極端，但其他食材種類較多的其他傳統飲食中，脂肪和碳水化合物的含量也較多。這意味著，人類的飲食沒有單一標準，人類這種雜食動物能適應的食物及飲食方式非常多，但現在出現了例外：我們很多人所吃的西方飲食。在演化上，西方飲食相當新穎，對人類文明而言更是一項傑出成就：發展出一種會讓人類生病的飲食。（現在人類的壽命雖比以前長，甚至比依循

傳統生活方式的人還要長，但是壽命增加的主因是嬰兒的死亡率降低、兒童的健康水準提升，而非飲食。）

其實還有由前兩項事實衍生而出的第三項事實：停止西方飲食的人，健康皆獲得顯著改善。有優秀的研究指出，西方飲食造成的影響是可以消除的，而且速度相當快[1]。在一項分析報告中，典型的美國人只要適度遠離西方飲食（與生活方式），得到冠狀動脈疾病的機會就會減少80%，得到第二型糖尿病的機會就會減少90%，得到直腸癌的機會就會減少70%。[2]

---

1 關於西方飲食研究及其替代方案，我在《食物無罪》（*In Defense of Food*）一書中已有討論。本書中許多飲食規則背後的科學，也可以在那本書中找到。

2 在這份分析中的飲食方式是少吃反式脂肪；多攝取多元不飽和脂肪酸、少攝取飽和脂肪酸；多吃全穀物；每週吃兩次魚；每天攝取建議量的葉酸；以及每天最少五公克的酒精。生活型態的改變包括不抽菸、身體質量指數維持在25以下、每天運動30分鐘。這篇分析報告的作者威勒特（Walter Willett）指出：「適度改變飲食與生活型態，是能和21世紀的生活共存的，對於預防疾病的潛力也是無窮的。」 "The pursuit of optimal Diets: A progress Report," Nutritional Genomics: Discovering the Path to Personalized Nutrition, eds. Jim kaput and Raymond L. Rodriguez (new York: John Wiley & sons, 2006)

奇怪的是，這兩項（或三項）事實，並沒有成為我們營養學研究內容的核心，也沒有成為公眾飲食健康的訴求。相反地，我們卻埋頭尋找西方飲食中的邪惡營養素，好讓食品製造商修改他們的產品，而無需打亂整套飲食方式；或是讓藥廠發展出對抗這種邪惡營養素的東西，好賣給我們。何必這麼累呢？這是因為西方飲食方式牽涉到許多利益，食物經過越多道加工，獲利就越多。醫療產業也因為治療慢性疾病而賺大錢（美國每年的醫療花費就超過兩兆美元，其中有三分之四用在治療慢性疾病），畢竟預防疾病不太能賺錢。我們對顯著的事實置之不理，一心只想分出營養素的好壞。

每當有新的研究出爐，營養成分的特性就跟著變化。不過對於營養工業界而言，這種不確定性未必會造成問題，因為混亂也能讓事業發達，營養學家變得不可或缺。食品製造商可以根據最新發現，重新改造產品（及其健康奇效）。接下來，媒體相關人員就可以跟著新的議題，寫出一連串有關新食物與健康的報導。**人人都是贏家，唯獨吃下這些東西的人是輸家。**

身為記者，我完全了解讓大眾認知混亂能給我們帶來什麼好處。因為我們就是靠「解釋」在吃飯，如果問題的答案太簡單，我們就沒飯吃了。事實上，我在

序

寫上一本書《食物無罪》時，就花了好幾年研究營養學。當時曾有一陣子深感不安，因為我了解到，我們以為「要吃什麼」是個非常複雜的問題，其實一點都不複雜。基本上可以濃縮成下面這一句話：

吃食物，以植物為主，別吃太多。

這就是基準線，非常簡單的一句話。這是在營養科學泥淖深處的一塊硬土，你無需生物化學的學位就可以穩穩站在上面，我很高興能得到這個結論。但這也讓人憂心，因為我的出版社原本以為會有數千字。還好，我發現「吃什麼」這個問題從簡單變成複雜的過程本身就很有看頭，於是這便成了《食物無罪》的主要內容。

但《飲食規則》這本書和我之前的幾本著作都不同。沒有太多理論、歷史與科學，而把焦點放在每日的生活與實踐。簡而言之，本書是精鍊後的內容。我把上面那十一個字，復原成一整套完整的規則，可以作為個人的飲食方針，幫助你在現代化的生活中吃到真正的食物。**照著做，基本上你就可以遠離西方飲食**。這些規則都是用日常生活用語所寫成，而且刻意避開了營養學或生物化學的專有詞彙，但每項規則背

後都有科學研究的支持。

這並非一本反科學的書。反之,我在為這本書做研究以及斟酌這些規則時,還用上大量科學,並從科學家哪兒得到許多幫助。但是,某些被認為是營養科學的說法,我則深感懷疑;反之,我也相信世界某些地方的傳統智慧以及關於飲食的智慧之語。遠在營養科學出現並告訴我們該這樣做那樣做之前,人類可是吃得又好又健康,而且這樣活了好幾千年。在不知抗氧化物為何物的情形下,你依舊絕對能吃得健康。

那麼,在這些科學家(以及政府、公共衛生組織與食品市場行銷人員)告訴我們應該如何吃東西之前,我們是靠什麼來判斷呢?當然是靠母親、祖母和祖先的叮嚀——換句話說,就是傳統和文化。傳統和文化中有深廣的飲食智慧,否則人類就無法生存與繁衍至今。這些飲食智慧是演化過程的結晶,世界各地的人們找出如何吃才能維持健康(或避免不健康),然後藉由飲食習慣、食物搭配方式、飲食風俗、規則禁忌,還有每日每季該做的事情,以及格言與諺語等種種形式,把這些知識流傳下來。這些傳統完全無誤嗎?當然不,我們在檢視了關於食物的古老說法之後,發現有許多不過是迷信,但仍有大量食物智慧是值得保留、復興和留意的。而這就是本書的目的。

本書把這些食物的智慧濃縮成 83 條簡單的規則，讓你吃得健康又快樂。書中我雖然是以文化（而非科學）的語彙來呈現這些規則，不過這些早就存在於文化中的內涵也已經過科學驗證。毫不令人意外，這兩者使用的詞彙不同、思考方式也不同，但通常會有相同的結論（例如科學家最近就確認了番茄搭配橄欖油這種傳統吃法的好處，因為茄紅素會溶入油中，身體就比較容易吸收。）我也會盡量不提營養素，不是因為它們不重要，而是如果繼續把心力放在這些營養素上，會讓我們忽略更重要的食物知識。食物不只是其所含營養物質的總和，還有其共同運作的方式，但我們對這些運作方式所知甚少。食品加工的程度可能是食物是否有益健康的重要關鍵，在加工過程中不但營養會流失、有毒物質會加入，食物也變得更容易吸收，而這對人體醣類與脂肪代謝會是個問題。此外，通常用來包裝加工食物的塑膠製品，也會危害健康。所以本書中的許多規則，都是要幫助你避開繁複加工的食物。這類東西我通常稱為「可食的類食物物質」。

這些規則絕大部分都是我寫下來的，但其中許多則的作者不止一個人。有些來自值得我們注意的飲食文化（有些還十分古老），因為這些文化對我們有所幫

助。我從各種不同來源蒐集這些飲食格言，若是古諺則以引號標示。我諮詢了民俗學家、人類學家、醫生、護士、營養學家、營養師，還有許多母親、祖母與曾祖母。我在各大洲的演講與會議場合中，也向我的讀者與聽眾徵詢飲食規則，甚至公布了一個電子郵件信箱，請大家把從雙親或其他人口中聽來且自己覺得有用的飲食規則寄給我。我曾在《紐約時報》的「健康」部落格上貼出一則文章，徵求飲食規則，結果收到兩千五百多項建議。這些建議並不全然合理（「披薩只加一種肉類」可能未必是個健康的飲食規則），但有許多的確是，而本書就納入了其中數則。謝謝所有參與這項計畫的人，這些規則是眾人飲食智慧的匯流。我的主要工作不是發明這些規則，而是篩選與斟酌這些規則。我相信這眾水之聲能夠教育我們，並且壓過科學界、工業界與政府的聲音，幫助我們建立和食物的正確關係。

在這 83 條規則中，幾乎每條都會附上一兩段解釋，但有些規則本身涵義已非常清楚，便不在此列。你不需把全部規則都記起來，因為其中許多規則的用意是相同的，例如第 11 條「別吃電視廣告上的食物」和第 7 條「食品成分中若有三年級小學生念不出來的，別吃。」，目的都是讓那些繁複加工的類食物

產品盡量遠離你的購物車。我希望這些規則易懂又好記，能內化成你的第二天性，想都不用想就知道哪些事該做、哪些事不該做。

雖然我用「規則」這兩個字，但我認為它們比較像是個人原則，而非不容撼動的法律。原則才是有用的工具。這些規則不會描述非常特定的行為準則，而是提供廣泛的指引，能夠簡單迅速地完成日常生活會遇到的抉擇。只要採取一條通用規則，例如第36條「別吃會改變牛奶顏色的早餐穀片」，你不需逐盒閱讀早餐穀片盒子上的原料成分，就能決定要買哪一種。把這些規則當作簡單的算式，讓你的飲食生活更單純。哪些對你最有用，就採用。

由於這三大部處理的是不同面向的飲食規則，因此每一部請至少採用一條規則。第一部是用來幫助你「吃食物」，因為在現代的超級市場中，這件事情變得比你想像的要困難得多。這些規則能幫你篩選出真正的食物，而避開那些可食的類食物物質。第二部的標題是「多吃植物」，裡面提供的規則有助你在真正的食物中做選擇。第三部的標題則是「別吃太多」，它的規則不在於告訴你吃什麼，而是要怎麼吃。裡面提供的原則有助於你養成日常習慣，讓你吃得更節制、更快樂。如果你覺得「節制」和「快樂」聽起來

彼此矛盾,那麼表示你還沒看懂這本書。

第一部

What should I eat?
我該吃什麼？

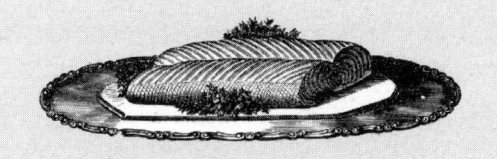

(eat food.)
吃食物

第一部 我該吃什麼？（吃食物）

這部分的規則有助於你區分真正的食物，例如植物、動物和真菌這些人類已經食用好幾個世代的東西，以及經現代食品科學高度加工而大幅占據美國超市與餐桌的產品。

每條規則都會提出一個不同的篩選方式，以區分真正的食物與加工食品。不過這些規則都有個共同目的：避免不健康的東西進入你的手推車。

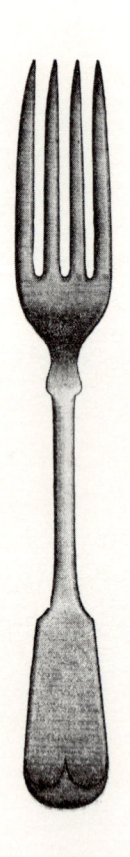

飲食規則：83 條食用守則

1
吃食物
Eat food.

這年頭，說的比做的容易，特別是每年有一萬七千種新食品出現在超級市場中，引誘你掏錢購買。但是，大部分新食品並不夠格稱為食物，我稱之為「可食的類食物物質」。這些東西是食品科學家所設計出的高度加工混合物，大部分的原料都來自玉米和大豆，這是一般人儲物櫃裡不會出現的東西；另外，還有人類身體還很陌生的化學添加物。現在，要吃得好，最大的挑戰在於選擇真正的食物，避開這些工業化的新玩意兒。

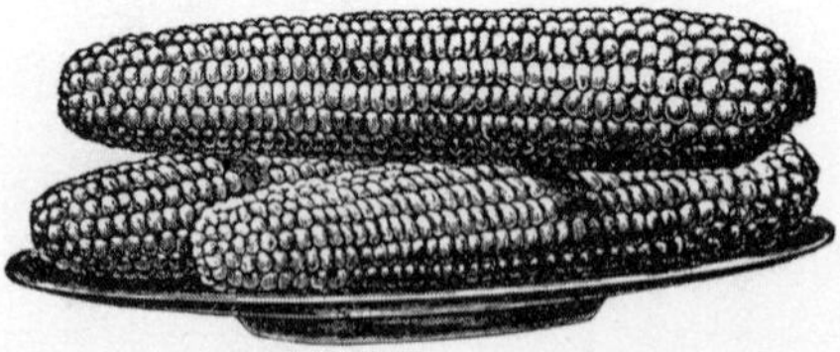

2
你曾祖母不認為是食物的東西,別吃
Don't eat anything your great-grandmother wouldn't recognize as food.

想像你的曾祖母(或是祖母,看你年紀有多大)和你一起逛超市,你們在乳製品區停了下來,她拿起一包攜帶式的優格條,猜不透這個塑膠管中有顏色、有香氣的膠狀物是什麼東西。這是食物還是牙膏?現在超級市場中有好幾千種愚蠢的產品,我們的祖先根本不會稱它們為食物。避開這種複雜食品的理由很多,因為裡面含有許多化學添加物,以及以玉米和大豆製成的物質;因為它們大部分是以塑膠包裝的,而有些塑膠可能有毒。今日加工食物的設計目的,是要引發人類演化出來的天性(嗜甜、鹹和油脂),好讓我們買得更多、吃得更多。這些東西在自然界中很難尋

獲,但食物科學家卻可用簡單而便宜的方式配製出來。結果就是,這些加工食品引誘我們攝取了過多自然界的稀品,反倒對身體有害。這條曾祖母的規則能讓這些玩意兒遠離你的購物車。

注意:如果你的曾祖母廚藝不佳,或是對吃不挑剔,你可以用其他人的曾祖母來代替,義大利裔或是法裔的更好。

接下來幾條規則是從上面這個策略精鍊而出,能讓你安然走出充滿危機的食物成分標籤迷宮。

第一部 我該吃什麼？（吃食物）

3
若不是會出現在一般人廚房中的食品成分，別吃
Avoid food products containing ingredients that no ordinary human would keep in the pantry.

乙氧基雙甘油酯（ethoxylated diglycerides）？纖維素（cellulose）？三仙膠（Xanthan gum）？丙酸鈣（Calcium propionate）？硫酸銨（Ammonium sulfate）？如果你自己煮東西不用這些材料，那麼為何要讓別人用這些材料來為你料理食物？食品科學家的化學把戲，目的只在於延長食物的保存期限，讓久置的食物看起來比實際上更新鮮好吃，並讓你吃得更多。這些添加物有許多是人類近年來才開始吃的，不論是否已證明對你的健康有害，最好都避開。

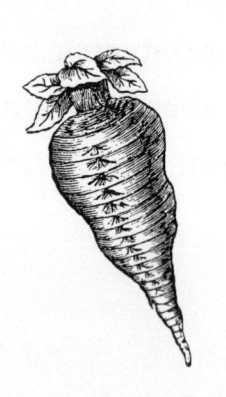

4
含有高果糖玉米糖漿的食物，別吃
Avoid food products that contain high-fructose corn syrup.

並不是因為高果糖玉米糖漿比其他糖類糟糕，而是因為它就跟包裝食物中的許多陌生成分一樣，代表著該食品經過高度加工。同時，麵包、調味品和零食等傳統上並不甜的數百種食物，也都添加了高果糖玉米糖漿。如果你避開了含有高果糖玉米糖漿的食物，就等於減少了糖的攝取。不過，也別落入食品工業界最新的陷阱：這些產品有新配方，「不含高果糖玉米糖漿」或「含有真正蔗糖」。你以為這意味著這些新產品比較健康，其實不然。糖就是糖。

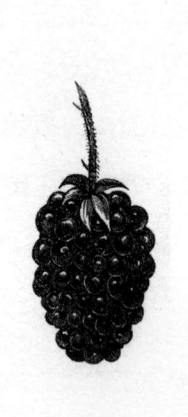

5
食品成分中,糖類或甜味劑名列前三位的食物,別吃
Avoid foods that have some form of sugar (or sweetener) listed among the top three ingredients.

食品標籤中的成分表,是依照重量來排列先後順序。食品中的糖類含量若超過其他成分,就表示裡面的糖太多了(唯一的例外請見第 75 條規則,那是指在節慶中所吃的食物)。拜食品科學之賜,現在事情變得非常複雜,運用在加工食品中的糖類高達四十多種,包括大麥麥芽糖、甜菜糖、糙米糖漿、甘蔗汁、玉米甜味劑、糊精、右旋糖、果寡糖、濃縮果汁、葡萄糖、蔗糖、轉化糖、聚葡萄糖、原蔗糖等。再重複一次:糖就是糖,就算是有機糖也還是糖。至於阿斯巴甜或蔗糖素這類不含熱量的甜味劑,不論是人類還是動物的實驗都指出,吃這些人工甜味劑並不會讓體

重減輕,至於原因,現在還不清楚。可能是因為用甜味的報償來欺騙大腦,結果大腦反而渴望更多甜味。

6
成分高達五種以上的食物,別吃
Avoid food products that contain more than five ingredients.

　　這個數字你可以自己決定,不過包裝食品所含的成分越多種,加工的程序可能就越繁複。重點一:食譜所列出的食材,再多也沒問題,那是另外一回事。重點二:現在有些產品會號稱(甚至謊稱)食品成分很少。哈根達斯有一種新的冰淇淋號稱只有五種原料,很好,但是冰淇淋就是冰淇淋。同樣的,菲多利(Frito-Lay)推出的圓形玉米片號稱只有三種原料,好的,但是玉米片依然是玉米片。這時候你可以參考第 75 條規則來處理宴客菜及節慶場合的食物。

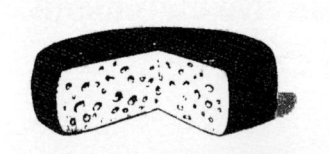

7
食品成分中若有三年級小學生念不出來的,別吃

Avoid food products containing ingredients that a third-grader cannot pronounce.

基本上概念都相同,只是換個說法而已。總之就是要簡單!

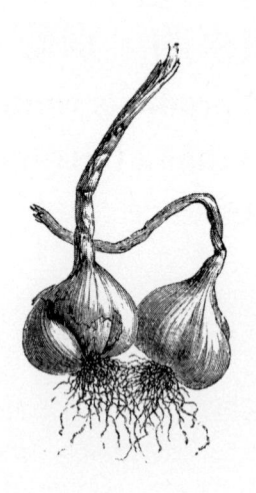

8
會欺騙身體感官的原料,別吃
Avoid Ingredients that lie to your body.

包括人工甘味劑和人工香料、假的澱粉和脂肪、味精,以及增進口感的添加物。我們在吃東西的時候,味覺、嗅覺,甚至口腔中的觸覺,都會回傳訊息給大腦,告知正在吃的食物,好讓身體準備消化和代謝這些食物及其養分。偽造的食物會擾亂這個系統,這或許能夠解釋下面這個奇怪的現象:就算汽水以人工甘味劑取代真正的糖,飲用者的重量還是減不下來。

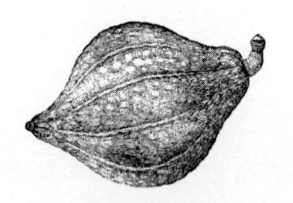

9
宣稱對健康有益的食物，別吃
Avoid food products that make health claims.

這有點違背直覺，但是想想看，食品要在包裝上宣稱有健康功效，首先就得有包裝，所以想都不用想就知道這非常有可能是加工食品，而非完整食物（whole food）。然後，只有大型食品製造商才有足夠的資本為自己的產品取得食品與藥物管理局的健康認證，並且大作廣告，行銷到世界各地。通常，這是現代食品科學的產物，而所宣稱的健康功效，常是基於不完整或是有問題的科學。不要忘記人造奶油（乳瑪琳）的例子，這種產品可是食品工業界最早宣稱比傳統奶油更有益健康的食物，後來才發現，其中含有的反式脂肪會引發心臟病。在超級市場中，最健康的食物是新鮮農產品，這些產品不會誇大自己的健康效用，因為農夫沒有這樣的預算，也沒錢包裝。不要看到甘藷靜靜躺在一邊，就認為它不含對健康有益的營養成分。

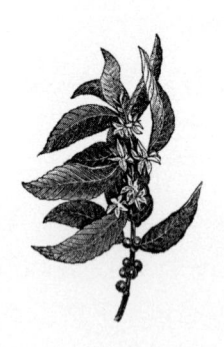

10
含咖啡因飲料要喝天然的，而不是人工添加進去的
Enjoy drinks that have been caffeinated by Nature, not Food Science.

喝茶喝咖啡讓人愉快、清醒、有活力，這或許可以說明為何科學家得費盡心力才能找出茶和咖啡的缺點。這些含咖啡因的傳統飲料，有段時間曾和心臟病、癌症、高血壓和骨質疏鬆扯上關係，不過現在茶和咖啡的罪名已經洗清了。事實上，茶和咖啡（以及也含有咖啡因的巧克力）中的抗氧化物，對身體有益。咖啡因過量的確讓人緊張煩躁，不過現在造成問題的，是新一代的含咖啡因能量飲料。因此，至少在目前，你應該從植物攝取適量的咖啡因，而不是從工廠。

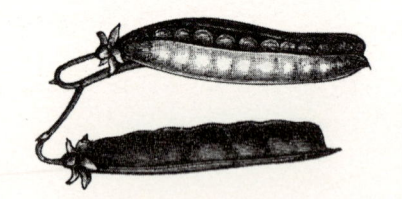

11
如果食品上有「輕」、「低脂」或「無脂」之類的字眼,別吃

Avoid food products with the wordoid "lite" or the terms "lowfat" or "nonfat" in their names.

經過 40 年的努力,我們雖然生產出低脂或無脂傳統食物,但目標依然失敗:低脂的產品仍舊讓人發胖。為什麼呢?因為把食物中的脂肪去除了,並不意味著它不會讓人發胖。許多低脂和無脂的食品為了補充流失的風味,添加大量的糖,而碳水化合物也會讓人發胖。把脂肪這種營養素妖魔化,只會讓另一種「好」的營養素大肆橫行(在這個例子中,指的就是碳水化合物),結果反而讓人們吃進太多碳水化合物。低脂運動起始於 1970 年代末期,和那時相比,

現在美國人每天多吃下 500 大卡的熱量，其中大部分都是糖類這種精製的碳水化合物。

　　結果就是，和 1970 年代末期相較，男性體重平均增加 7.7 公斤，女性則增加了 8.6 公斤。適量食用真正的食物，而非狂吃含有許多糖和鹽的「低脂」食品，這樣對你比較好。

12
如果這個食品偽裝成別種東西，別吃
Avoid foods that are pretending to be something they are not.

假裝成奶油的人造奶油（乳瑪琳）就是最經典的例子。另外，要讓奶油乳酪不含奶油也不含乳酪，需要非常多道加工程序。這種玩意兒應該標示成仿造品，而且應避免食用。同理可證，你應該避開大豆做成的素肉、人造甜味劑、假的油脂和澱粉。

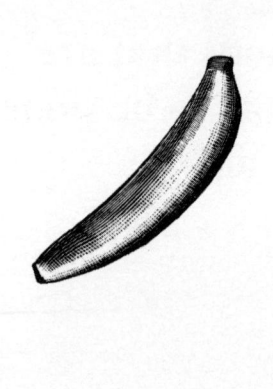

第一部　我該吃什麼？（吃食物）

13
電視廣告上的食物，別吃
Avoid foods you see advertised on television.

食品行銷人員非常善於閃避批評，把相同的加工食品稍微修改一下，用新的方式賣出去。方法如下：重新調整配方（改成低脂、無高果糖玉米糖漿、無反式脂肪，或是減少成分種類），然後吹噓這樣的改變有益健康，也不管這個吹噓的內容是真是假。遠離這種行銷花招的最佳方式，就是遠離他們使出的行銷手段，拒絕購買猛打廣告的食品。只有最大的食品製造商才付得起大錢打廣告，電視的食物廣告有三分之二以上宣傳的是加工食品和酒類。所以如果你避開了廣告預算豐厚的產品，自然就不會吃到那種可食的類食物物質。這條規則也有例外：廣告中有 5% 賣的是完整食物（如梅子乾、核桃或牛肉），或許你可以運用常識分辨出這些食物。

拜自吹自擂的健康效果加上有問題的食品科學之賜，消費者想在超市中買到真正的食物可謂困難重重，因此有了下面兩條規則。

第一部 我該吃什麼？（吃食物）

14
只購買陳列在超市牆邊的食物，遠離中央區域
Shop the peripheries of the supermarket and stay out of the middle.

大部分超級市場陳列物品的方式都一樣：加工食品放在中央的走道兩側，而農產品、肉類、魚類和乳製品等新鮮食物則靠牆邊放。所以如果你在超級市場中都是靠著牆邊走，你的購物車中最後裝的應該都是真正的食物。當然這個方式並非萬無一失，因為高果糖玉米糖漿已經在調味優格之類食品的掩護下，潛入乳製品區了。

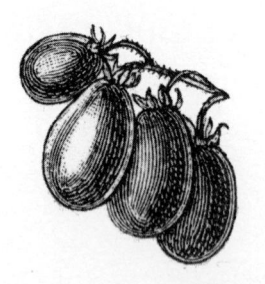

第一部　我該吃什麼？（吃食物）

15
只吃最後會腐爛的食物
Eat only foods that will eventually rot.

食物「壞掉了」是什麼意思？通常這意味著，在我們從食物攝取營養與熱量之前，真菌、細菌、昆蟲、老鼠等競爭者已經捷足先登。食品加工程序會保護食物，讓這些對手無法食用，以此延長食品的保存期限。通常的辦法是，拿掉會吸引這些競爭者的營養物質，也就是取走容易腐壞的營養物質（例如 ω-3 脂肪酸），讓競爭者覺得食物變得沒那麼好吃。食物加工的程序越繁瑣，保存期限就越長，流失的營養成分也越多。真正的食物是活的，因此最後會死亡（這條規則還是會有例外，例如蜂蜜的保存期限可以高達好幾世紀）。注意，超級市場中不死的類食物物質，大多擺放在中間走道。

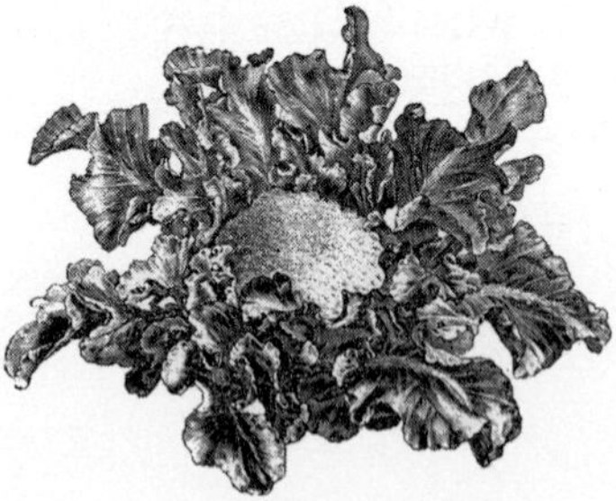

16
一樣食物，若你知道其成分在自然界中生長的樣貌，就可以吃
Eat foods made from ingredients that you can picture in their raw state or growing in nature.

請你看一下 Twinkies（類似蛋黃派的甜點）或洋芋片的成分表，然後想像這些成分原始的樣子，或在產地上生長的狀態。你辦不到吧？這條規則能讓所有化學製品以及類食物物質遠離你的飲食。

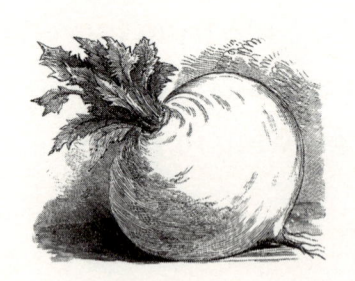

第一部　我該吃什麼？（吃食物）

17
盡可能遠離超級市場
Get out of the supermarket whenever you can.

在農夫市集，你找不到高果糖玉米糖漿，也不會發現精製加工的食品，食品的包裝上也不會列出一堆你念不出名字的成分及可疑的健康宣傳。在這裡，你也找不到微波食品，而且最棒的是也找不到遠道而來的陳年食物。你只會找到在營養與風味都最飽滿時採收下來的新鮮、完整食物。這種食物就是你的曾祖母、甚至新石器時代祖先都辨認得出的東西。這種食物是活的，而且會腐敗。

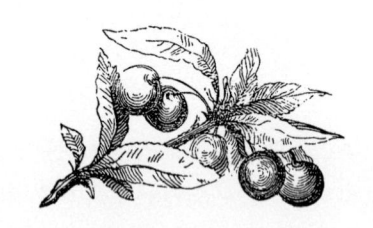

18
在農夫市集買零食
Buy your snacks at the farmers' market.

　　在這裡,你買不到洋芋片和甜食,而是新鮮的食物、乾果或是核果。這些才是真正的食物。

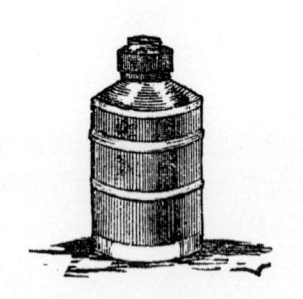

19
牛奶是食物，不是飲料
Milk is a food, not a beverage.

牛奶和汽水、啤酒、果汁和其他許多飲料一樣，含有很高的熱量。我們最好從固體食物攝取熱量，因為這樣才會有飽足感；如果從液體攝取熱量，則不會有飽足感。人類是唯一在斷奶之後依然從液體取得大量熱量的哺乳動物。研究顯示，含有相同熱量的固體食物和液體食物，前者提供的飽足感比較高。因此，熱量如果用喝的，容易攝取過量。

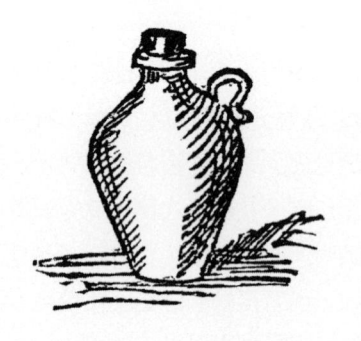

20
水就是飲料
Make water your beverage of choice.

動物口渴了喝水，我們也該如此。如果你在餐前喝一杯水，吃得就會比較少。請注意，在大部分的地方，最便宜最高品質的水就是自來水。所以請不要買瓶裝水，或是自己準備瓶子裝水。

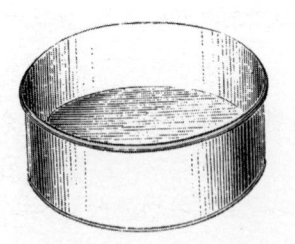

21
只吃由人類煮出來的食物
Eat only foods that have been cooked by humans.

如果你不自己開伙,最好也由人類煮給你吃,而不是企業。企業在調製食品時,都會添加太多鹽、油、糖等,還有防腐劑、色素,以及我們身體陌生的東西。這都是為了使得食品永不腐敗。同時也請注意:職業廚師在烹調時也會添加大量的鹽、油、糖等,所以只有在特殊節慶才上館子。

下面是幾項關於人類烹調食物的實用規則。

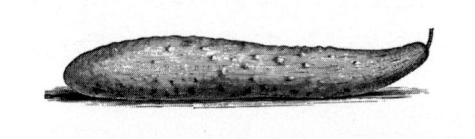

22
如果廚房裡的人都被要求戴上口罩頭巾,那麼別吃他們煮出來的東西

Don't ingest foods made in places where everyone is required to wear a surgical cap.

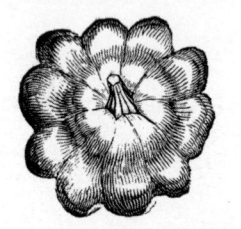

23
植物長出的食物,可以吃;
工廠做出的食物,別吃

If it came from a plant, eat it; if it was made in a plant, don't.

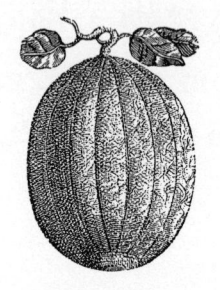

24
經由窗戶送到你車子裡的東西，並不是食物

It's not food if it arrived through the window of your car.

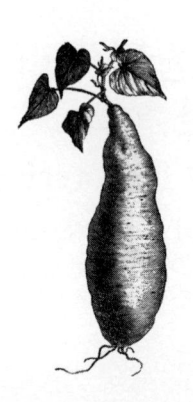

25
那些在不同語言都有同樣名稱的東西（例如大麥克、芝多司和品客洋芋片），並不是食物

It's not food if it's called by the same name in every language. (Think Big Mac, cheetos, or Pringles.)

第二部

What kind of food should I eat?
我該吃哪種食物？

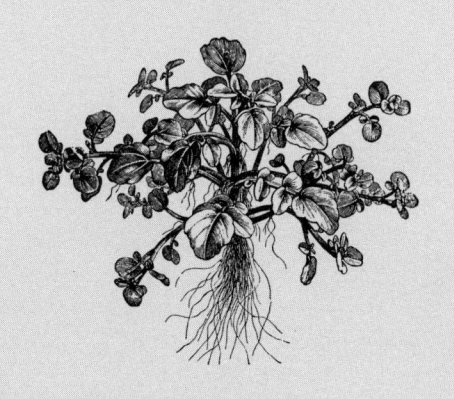

(Mostly plants.)
以植物為主

第二部　我該吃哪種食物？（以植物為主）

　　如果你遵守以上規則，那麼你大部分時候吃到的會是真正、完整的食物，這是保持健康的基本關鍵。不過，你依舊有很多選擇。世界各地的傳統飲食多得不勝枚舉，而人們一直以這樣的食物來滋養自己，這告訴我們一件事：可以滋養人類的東西包羅萬象，只要是真正的食物都可以吃。這些傳統食物中，有高脂而健康的，也有低脂而健康的，無論如何，都是以完整的食物為基礎。不過在這些完整食物中，有些還是對身體比較好，而不同製作方法以及餐點搭配，也會帶來不同結果。所以在這個部分，是為了提供一些個人原則，讓你知道「該吃什麼食物」。

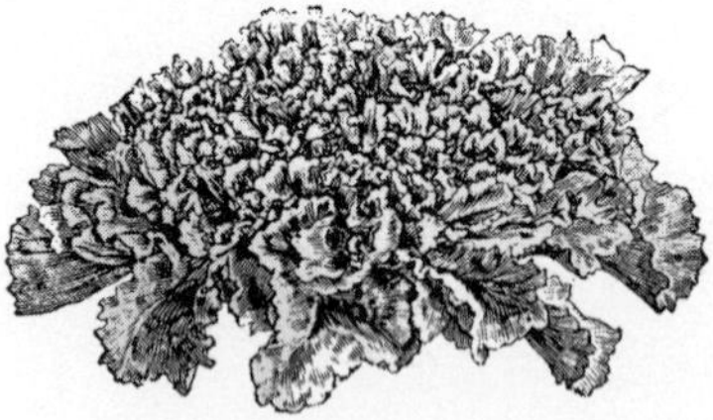

26
主要吃植物，尤其是葉子
Eat mostly plants, especially leaves.

植物中哪些成分是有益健康的？抗氧化物？纖維？ω-3 脂肪酸？目前科學家還沒有定論。不過他們都同意，植物對健康有益，而且不會造成傷害。許多研究都指出，飲食中富含蔬菜水果，能夠降低死於西方疾病的風險。在某些國家，人們每天攝取的蔬菜水果比美國人多出半公斤以上，而癌症發生的機率則減至一半。此外，飲食以植物為基礎，吃下的熱量也會比較少，因為一般而言，植物性食物的「熱量密度」比其他的食物低（穀物和核果等種子除外），而減少熱量的攝取能避免許多慢性疾病。素食者比肉食者更健康，也更長壽。

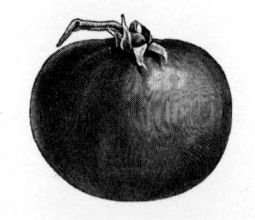

27
先吃蔬菜
Serve the vegetables first.

大部分的人都先吃肉,然後才吃蔬菜,而且把蔬菜當成配菜。不過如果你反過來,先吃蔬菜,那麼你就會吃下更多蔬菜。更好的方式是:盤子中一半都是蔬菜,而把肉類當成配菜。

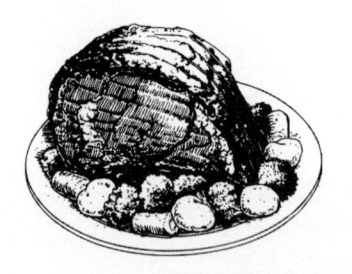

28
把肉當成調味品或節慶食物
Treat meat as a flavoring or special occasion food.

雖然素食者比肉食者健康，但這並不意味一點葷肉都沾不得。人類享用肉類的歷史已經很久，而且肉類營養豐富，所以我建議飲食以植物「為主」，而不是「只能」吃植物。你可以吃「隨機素」，也就是一星期中吃幾次肉，如此就能和素食者一樣健康。不過美國人現在平均一天有二至三餐都吃肉，每人每天吃下的肉則超過 250 公克。有證據指出，你吃的肉（特別是紅肉）越多，得到心血管疾病與癌症的機會就越高。原因可能和飽和脂肪酸或肉類中的特殊蛋白質有關，但也可能只是因為肉吃太多就吃不下蔬菜了。你最好把傳統 8 盎司牛排與 4 盎司蔬菜的比例掉換過來。美國第三任總統傑佛遜在建議以植物為飲食的主角時，可能說到了重點：肉主要是拿來調味用。

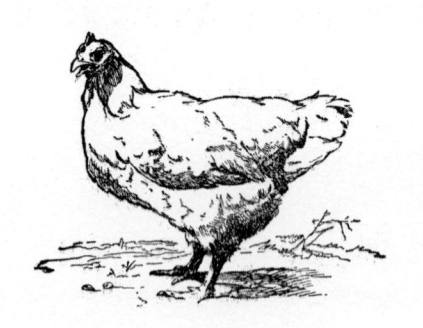

29

「四條腿的（牛、豬等哺乳動物）不如兩條腿的（雞、鴨等禽類）；兩條腿的不如一條腿的（菇蕈類與植物）。」

"Eating what stands on one leg [mushrooms and plant foods] is better than eating what stands on two legs [fowl], which is better than eating what stands on four legs [cows, pigs, and other mammals]."

這個中國諺語俐落點出了傳統智慧所認定的各類食物益處。只不過這句話把完全沒有腿而又非常有益健康的魚類給遺漏了。

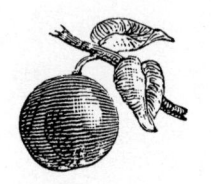

30
吃各種顏色的食物
Eat your colors.

一盤有益健康的食物,裡面會有好幾種顏色。這個老祖母的說法,現在已經有了科學證據。蔬菜中的不同顏色,代表了不同的植物性抗氧化物質,包括花青素(anthocyanin)、多酚(polyphenol)、類黃素(flavonoid)、類胡蘿蔔素(carotenoid)。這些化學物質有助於預防慢性疾病,但每一種作用的方式都有些許不同,所以最保險的方式,就是每餐中盡可能含有不同的植物化學物質。

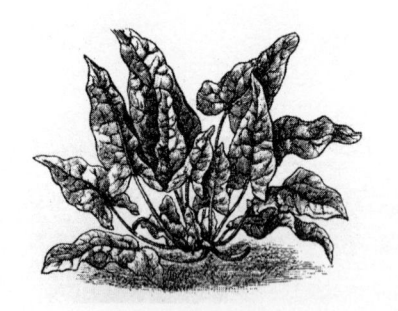

31
喝菠菜水
Drink the spinach water.

這個另一個深具科學意義的傳統智慧。烹煮菠菜的水含有豐富維生素和有益健康的化學物質，可以把菠菜水加入湯或是醬汁中。

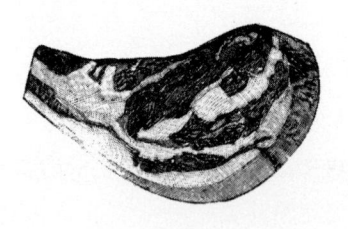

32
吃那些本身吃得好的動物
Eat animals that have themselves eaten well.

動物的飲食內容會嚴重影響到動物性食品（肉類、乳品與蛋類）的營養品質，以及吃下後對人體的好壞。這原是不證自明的道理，但是工業食物鏈追求的是大量生產便宜的動物性蛋白質，因此一直都忽略了這項事實。工業食物鏈的這種取向改變了食用動物的大部分飲食，進而危害到動物以及人類的健康。我們把高熱量的穀物餵給動物（即使是吃草的反芻動物也無法倖免），讓牠們長得更快。但即使這些食用動物能夠忍受吃穀物，牠們若能吃到新鮮綠草，卻可以活得更健康，所產出的肉和蛋也會更好。以這些動物製造出來的食物，含有更健康的脂肪（ω-3 脂肪酸較多，ω-6 脂肪酸較少），而且維生素和抗氧化物的含量也高出許多。同樣的道理，野生動物的肉類也特

別有營養,見第 37 條規則。放牧動物的肉品通常比較貴,但其肉質精良,十分值得,所以如果付得起,就吃吧。

33
如果房子夠大,買冰櫃
If you have the space, buy a freezer.

如果你找到放牧式肉品的來源,你可能需要一次大批購入。大批購入(像是一整頭豬或是四分之一頭牛)可以讓你吃得好又吃得實惠。買個冰櫃並沒有你想像的昂貴,而且冰櫃不會像冰箱那樣頻繁開啟,所以耗電量也沒那麼大。冰櫃能儲藏你在農夫市集買來的食物,也有利於你在盛產期大量購入。盛產期產量多,因此價格便宜,而且冷凍並不會大量破壞食物中的營養成分。

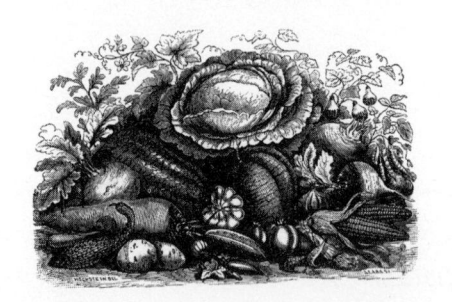

34
當個雜食動物
Eat like an omnivore.

不論你吃不吃動物性食物，嘗試新種類總是個不錯的點子。這說的不止是新的食物品項，還有新的植物、動物和真菌物種。超級市場中讓人眼花撩亂的各種食品只是個假象，因為其中有許多都是由少數幾種植物製成，其中最主要的是玉米、黃豆和小麥，而且食用的部位都是種子而非葉子。你吃的植物種類越多，就越容易涵蓋你需要的營養。

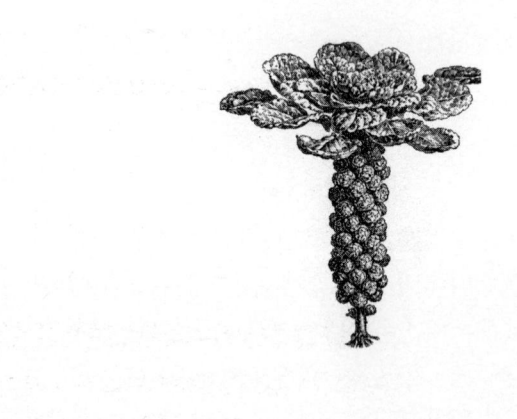

35
吃健康土地產出的成長良好的食物
Eat well-grown food from healthy soil.

要吃到「有機食物」還比較容易,而且食物要獲得有機認證,通常也得種在比較健康的土地上,而這些土壤用的是有機肥而非化學肥料,並且幾乎不能有合成農藥與化學藥物的殘留。然而,在美國有些傑出的農夫與牧者因某些理由無法獲得有機認證,但他們生產的優良食物實不容錯過。(同時,貼上有機標籤的食物並不意味著對你就比較好,有機汽水依然是汽水,依然含有大量無用的熱量。)

有機農業的先驅霍華爵士(sir Albert Howard)與羅道爾(J. I. Rodale)最先主張,有機物施肥的土壤所產出的食物會比較有營養。他的主張現已獲得許多

研究證據支持,證實這樣的食物含有的抗氧化物、類黃素、維生素和礦物質比較多。當然,任何食物經過數日的長途運輸之後,營養品質都會下降,因此最理想的是食用當地生產的有機食物。

36
吃靠近土地的東西
Eat close to the earth.

　　產生食物的食物鏈越短,這個食物就越完整。我們常注意熱量和營養成分,但食物在健康上的最佳指標,其實是處理的過程、處理的次數,以及從產地運到餐桌的時間。

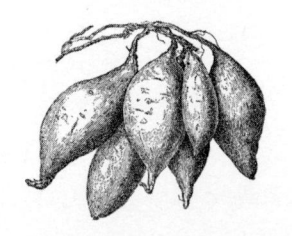

飲食規則：83 條食用守則

37
盡量吃野生食物
Eat wild foods when you can.

　　世界上最有營養的植物中，有兩種是野草：紅心藜（lamb's quarters）和馬齒莧（purslane），而有些對健康最好的飲食方式（例如地中海式飲食），就用到了許多野生植物。在田野與森林中，許多植物所含的植物化學物質，都比相近的馴化植物（蔬菜）高出許多。為何會這樣？因為野生植物無法依賴人類，必須自己對抗害蟲與疾病；而且長久以來，人類都是挑選和培育出更甜的植物，但植物所製造出的防禦性化學物質很多都是苦的。此外，人類也努力培育比較能夠久放的植物，因此不知不覺間就篩選出 ω-3 脂肪酸含量低的品種，因為 ω-3 脂肪酸很快就會氧化而腐敗。如果有機會，多攝取野生動物和魚類。比起只吃穀物的馴養動物，野生動物吃的東西更多樣，因此體內的飽和脂肪酸較少、健康的脂肪較多（請見第 27 條規則）。

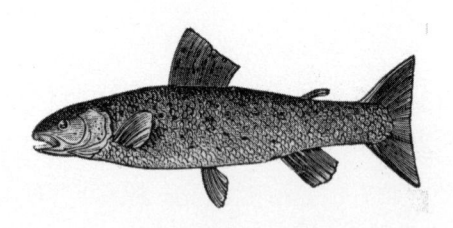

38
別小看油漬小魚
Don't overlook the oily little fishes.

野生魚類是你能夠吃到最營養的食物之一,但是許多野生魚類都因為過度捕撈而瀕臨滅絕。你應該避免食用位於海洋食物鏈頂端的大型魚類,例如鮪魚、旗魚和鯊魚,因為這些魚已經瀕臨滅絕,同時牠們體內的水銀含量也非常高。還好,鯖魚、沙丁魚和鯷魚等營養豐富的野生魚類,數量都在控制之內,有些漁獲量依然非常豐富。這些油脂豐富的小魚是非常好的選擇。荷蘭有句諺語說:「鯡魚多的地方,醫生就少。」

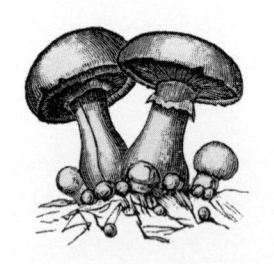

39
吃一些先由細菌或真菌消化過的食物
Eat some foods that have been predigested by bacteria or fungi.

　　許多傳統飲食都極力讚揚發酵食物對健康的好處，這些食物是指先經微生物轉化過的食物，例如優格、酸菜、醬油、泡菜和發酵麵包。這些食物含有豐富的維生素 B12，這是只有動物和細菌才能製造出的維生素，在植物中找不到。此外，許多發酵食物也含有益生菌，而研究指出，這些對身體有益的細菌能夠改善消化系統與免疫系統的運作，進而減少過敏與發炎反應。

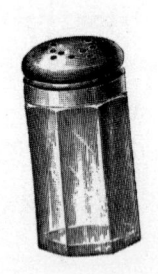

40
自己決定鹹度和甜度
Sweeten and salt your food yourself.

不論是湯、穀片或冷飲,食品公司都已經在食品和飲料中加了非常多的糖和鹽,遠超出一般人的用量,連小孩子都不會加這麼多。若由自己來調味,讓食物的鹹甜程度符合自己的口味,你會發現,其實你需要的糖和鹽只有一點點。

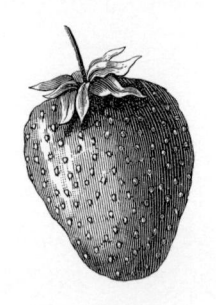

41
吃在自然界中找得到的甜味食物
Eat sweet foods as you find them in nature.

在自然界中,糖幾乎都被纖維裹住,這樣吸收得慢,而且你會較快得到飽足感,而不致於攝取過多熱量。所以,你最好是吃水果而不要喝果汁(從液體食物中取得的熱量通常比較容易讓人發胖,因為液體食物不會讓你覺得飽。人類是極少數斷奶之後依然從液體食物獲取熱量的哺乳類動物)。所以,不要喝甜的飲料,切記:沒有健康汽水這回事。

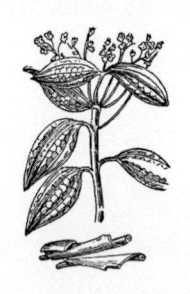

42
多用香料
Love your spices.

香草和香料可以能讓食物味道變得更豐富而且有層次,就不需要另外再加鹽、油或糖。

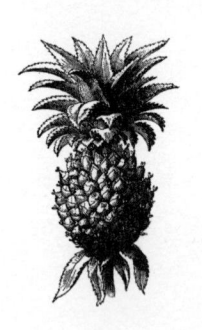

43
如果在意體重,就不要吃含有大量糖分和澱粉的食物
Avoid sugary and starchy food if you're concerned about your weight.

這是老人家常說的話,事實上,這也的確是數百年來讓人肥胖的原因。在二十世紀末,恐懼油脂的風潮興起,這條簡單合理的規則就被拋諸腦後了。不過目前對於肥胖的科學研究指出,老人家的話是對的。

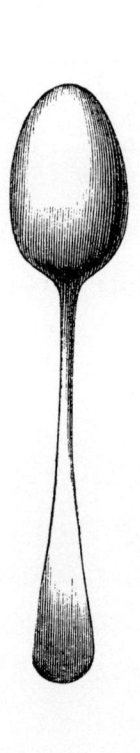

44
別吃會改變牛奶顏色的早餐穀片
Don't eat breakfast cereals that change the color of the milk.

想也知道,這樣的穀片加工過程繁瑣,且含有大量精製碳水化合物和化學添加物。

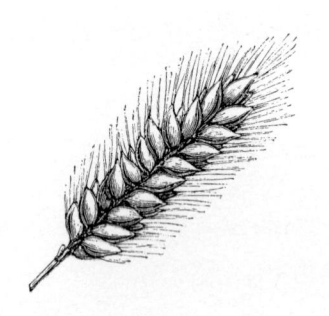

45
「麵包顏色越白，你辮子翹得越快。」
"The whiter the bread, the sooner you'll be dead."

這則老祖母的直率建議見於多種文化（在猶太人與義大利人間代代相傳），指出長年來廣受歡迎的白麵粉對健康並不好。除非其中還添加其他東西，否則對身體而言，吃白麵粉的意義其實和葡萄糖沒有太大不同，而全穀物所能提供的纖維素、維生素 B 群、健康的脂肪等，它通通沒有。突然攝取大量的葡萄糖，很容易造成發炎，對於由胰島素調節的代謝作用也是一大浩劫。你應該吃全穀食物而且盡量減少白麵粉的攝取量。最近的研究指出，那些遵循這些建議的老祖母是正確的，大量攝取全穀食物的人比較健康與長壽。

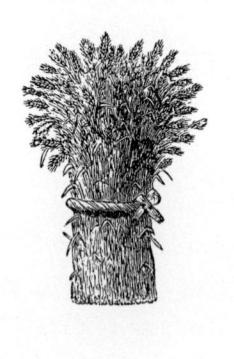

第二部　我該吃哪種食物？（以植物為主）

46
多吃以傳統石磨壓製出的穀粉與油類
Favor the kinds of oils and grains that have traditionally been stone-ground.

在只能用石磨來榨油和研磨穀物的年代，麵粉和油通常比較營養。用石磨研磨穀物，會留下更多胚芽和纖維質；用石磨是磨不出白麵粉的。全穀物的營養優點非常多：纖維素、完整的維生素 B 群、對健康有益的油脂。現代滾筒式磨坊所研磨出的穀物，會失去這些營養成分（之前提過，高度精製化的麵粉其實和糖沒有多大差別）。最近新出現的食用油都是以化學方式粹取出來的，裡面好的脂肪酸較少，添加物則較多，比不上以傳統方式取得的橄欖油、芝麻油、棕櫚油和花生油。

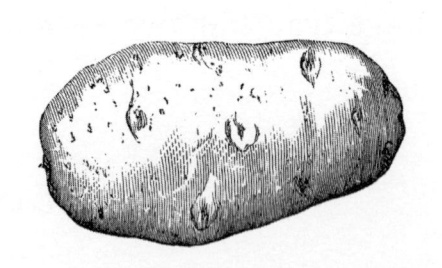

47
只吃自己製作出來的垃圾食物
Eat all the junk food you want as long as you cook it yourself.

偶爾吃甜食、油炸物、酥皮類食物,甚至喝杯汽水,並沒有錯。但是食品製造商把這種以往昂貴而且不易製造的食物,變得便宜又容易取得,所以我們每天都在食用。在馬鈴薯的清洗、削皮、切條、油炸以及善後工作都由工廠一手包辦之後,薯條才開始成為美國人最常吃的蔬菜類食物。如果你得自己製作炸薯條,那麼吃的機會就少得多,因為太麻煩了。同樣的道理可以應用到炸雞、洋芋片、蛋糕、派和冰淇淋上。我想,只要是你自己動手做的,就盡量享用這些食物無妨,畢竟你不可能天天自己動手做吧!

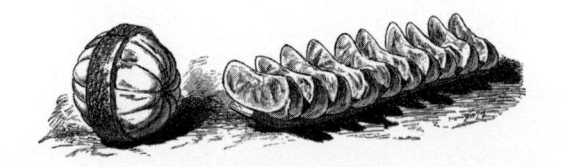

48
成為會吃營養補充品的人，但是別真的吃
Be the kind of person who takes supplements— then skip the supplements.

我們知道，通常吃營養補充品的人都比較健康；我們也知道，在嚴格控制的實驗之中，這些人吃的營養補充品其實都沒什麼效用。怎麼會這樣？其實這些人會比較健康，和那些藥丸沒有關係，而是因為他們比較有健康意識、教育程度較高，生活也較舒適；他們也比較常運動，並且吃全穀物。所以就你能力所及，讓自己成為那種會想吃營養補充物的人吧，只是可以把錢省下來，別真的去吃。（但如果有人缺乏特定營養素，或是已年過五十，那就還是去買來吃吧。人類年紀大了之後，會需要更多抗氧化物，因為身體從飲食吸收這些物質的能力衰退了。此外，如果你不常吃魚，那麼不妨也吃點魚肝油。）

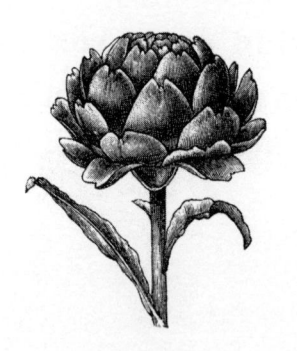

49
吃法式、日式、義式或希臘式飲食
Eat more like the French. Or the Japanese. Or the italians. Or the Greeks.

　　遵循傳統飲食文化規則的人，通常比食用現代西方加工食品的人來得健康。其實任何傳統飲食都能帶來健康，因為如果這些飲食方式有害，遵循這種飲食的人早就不在了。的確，飲食文化包含了社會、經濟與生態面向，而且有些飲食文化的確比較好，例如格陵蘭的因奴伊特人就沒有義大利人健康。在採用某種飲食文化時，不但要注意他們怎麼吃，也要知道他們吃了什麼。例如在「法國飲食矛盾」中，讓法國人健康的並不是菜色（裡面含有大量飽和脂肪和白麵粉？！），而是飲食習慣：吃得少、用餐氣氛悠閒、不會一次吃兩份餐，也不吃零食。同時，也要注意傳

統飲食中食物搭配的方式。在拉丁美洲，煮玉米通常會加石灰，同時和豆子一起吃，如此一來，這些營養不夠完整的主食加在一起，就成了健康又平衡的飲食（豆子會補充玉米缺少的胺基酸，而石灰含有菸鹼酸）。從拉丁美洲得到玉米的文化，如果沒有加上豆子和石灰，就會造成嚴重營養不良的疾病，例如糙皮病。因此傳統飲食的內涵遠超過該文化中食物的總合。

50
對非傳統食物保持戒心
Regard nontraditional foods with skepticism.

新發明總是讓人著迷,不過在嘗試新發明出來的食物時,千萬要小心。如果說飲食是演化的產物,在這個過程中,人們會去適應當地的植物、動物與真菌,那麼新食物或是新作法就像是突變。突變在演化上會有好處,但也可能會有壞處,大豆製品就是一個很好的例子。人們吃豆腐、醬油與天貝[1]已經好幾個世代,但我們現在卻在吃「大豆粹取蛋白」、「大豆異黃酮」和「結構性植物蛋白」,這些新鮮的玩意兒是由大豆以及部分氫化的大豆油所製成,對於健康是否有益,仍充滿疑慮。美國食品及藥物管理局的一位資深科學家曾寫道:「我們對大豆製品安全的信任,顯

---

[1] Tempeh,源自印尼的大豆發酵食物。

然是來自信念而非堅實的證據。」²目前這些堅實的證據尚未現身,所以你最好還是先吃以亞洲傳統方式製成的大豆食品,至於食品科學家憑空想像出的新奇食物,還是別碰為妙。

---

2 D. M. sheehan, "Herbal Medicines, phytoestrogens, and Toxicity: Risk: benefit Considerations," Proceedings of the Society for Experimental Biology and Medicine 217 (1998): 379,V85

第二部 我該吃哪種食物?(以植物為主)

51
晚餐時喝杯葡萄酒
Have a glass of wine with dinner.

葡萄酒並非法式或地中海式飲食的仙丹妙藥,但的確是這些飲食中不可或缺的一部分。數百年來的傳統上都認酒精對於健康頗有效益,民間也流傳了頗多類似的見證,而現在這些傳統和傳聞已獲得許多科學證據的支持。公共衛生部門一想到酗酒對於社會與健康的影響,就不願建議喝酒。但是比起滴酒不沾,適量飲酒的人確實活得比較久,而且得到心血管疾病的機會也少得多。任何形式的酒精似乎都可以降低罹患心血管疾病的風險,但是紅酒中的多酚類(特別是白蘆黎醇[1]似乎更具有保健效果。許多專家建議男性每天可以喝兩杯酒,女性則是一杯。除此之外,酒精的健康效益也跟飲用的量與模式相關:每天喝一點比週末

---

1 Resveratrol

狂飲好，搭配食物飲用也比光喝酒好。總有一天，科學家會研究出傳統飲食中酒飲與食物之間複雜的協同效用，但是在此之前，我們可以敬佩這種長年累積而得的智慧，然後向這種矛盾敬一杯。

第三部

How should I eat?
我該怎麼吃?

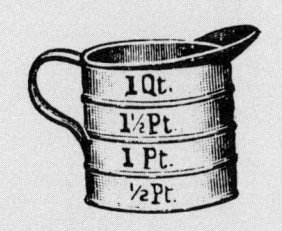

(not too much)
別吃太多

第三部　我該怎麼吃？（別吃太多）

前兩部主要是在說明該吃什麼，而這一部的規則主要牽涉到吃東西的規矩、習慣、禁忌，以及一些不言自明的準則。此處所處理的雖然稍微抽象，但重要性不亞於前兩部，這些東西會影響一個人（和文化）與食物及飲食方式的關係。「吃什麼」和「怎麼吃」，對你健康（及體重）的影響一樣重大。

此處我們也會對「法式飲食矛盾」有更深入的探索。這些法國人把各種可能致命的高油脂食物用紅酒沖下肚，但卻比美國人更健康、更苗條、更長壽，這可真是個謎，至少在營養學家眼中是如此。但這些營養學家忽略了一點，就是法國人與食物的關係與美國人截然不同。法國人很少吃零食，盤子小、份量也少，更不會拿第二份主餐，而且用餐時間長，與他人一起享受悠閒用餐氣氛。法國人的這些用餐規則，可能比其飲食中的神奇營養更加重要。

不論你吃的是什麼，這一部的規則是為了讓你與食物建立更健康的關係。

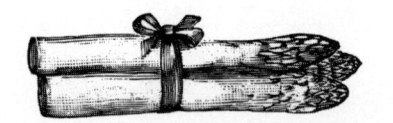

52
花多點錢，吃少一點
Pay more, eat less.

食物和很多東西一樣，都是一分錢一分貨，通常質與量無法兼得。一個人對於某一餐的美好經驗會持續多久，和他在該餐所攝取的熱量未必有直接關聯。長年來，美國的飲食體系都把力氣花在增大份量、降低價格，而非提升品質。因此好食物（亦即風味佳或營養價值高，而這兩者通常是相關的）總是比較貴，因為這些食物不是密集生長，而且需要更多照護。在美國，雖然不是每個人都吃得起好食物（這並不光彩），但大部分的美國人仍辦得到，因為美國人花費在食物上的比例，只占收入的一成以下，這個比例比其他國家還要少。當美國的食物價格逐漸下降（意思是只需花費更少的錢與力氣，就能把食物搬上餐桌），美國人就吃得更多，然後用來維持健康的花費也更多。如果你多花點錢買好的食物，你可能會吃得

少些，也會吃得更謹慎。而且如果高品質的食物吃起來比較美味，吃得少也同樣可以感到滿足。重質不重量，讓味覺經驗凌駕於飲食熱量之上。就如同老祖母所說的：「把錢花在雜貨店，總比付給醫生好。」

53
吃少一點
...Eat less.

這可能是最不受歡迎的意見了,但不論你是否過重,科學都指出,我們應該要吃得比實際上更少一點。我們已在實驗中得到重複的結論,就是限制動物的熱量攝取能夠延長壽命,而許多研究者相信,這是飲食與癌症之間最強的關連。我們所吃的份量,早就超出維持身體健康所需太多,而過量的食物不只讓體重增加,也會帶來重大傷害。不過,人類早在歷史中多次面對食物過剩的情況,我們所遭遇的並非空前的挑戰。過去許多文化都設計出各種方式,提倡節制的飲食之道。以下就是一些已證明有用的規則。

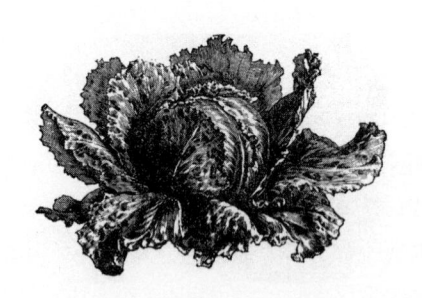

第三部 我該怎麼吃？（別吃太多）

54
在吃飽之前停下來
Stop eating before you're full.

現在我們認為，吃到飽才停下來是正確而且正常的，但是許多文化都明確建議，在吃飽之前就要停下來。日本有句俗話說「腹八分」，意思是吃到八分飽就好；印度的阿育吠陀則認為吃到 75% 飽；中國人明確認為要七分飽。先知默罕默德則認為吃飽是指肚子中的食物、液體與空氣各占三分之一。（請注意，這些建議的範圍相當窄，也就是在 67~80% 之間，你可以自行選擇。）而德國人的說法是：「在覺得飽之前就應該封口。」上一代美國人會說：「在肚子還有一點餓的時候就該離開餐桌。」在此，法國人又可以出場分享一些飲食智慧了。法國人以「Je n'ai faim」來表達「我餓了」，意思是「我有飢餓」。然後法國人吃完飯之後，不是說吃飽了，而是說「Je n'ai plus faim」，意思是「我不餓了」。這對「吃飽」是完全

119

不同的思考方式。所以你不該問：「我吃飽了嗎？」而是：「我還餓嗎？」通常我們在吃了幾口之後，就不覺得餓了。

55
無聊的時候別吃東西,肚子餓的時才吃
Eat when you are hungry, not when you are bored.

對許多人而言,吃東西和飢餓常扯不上關係。人們會因為無聊、娛樂、心理補償與自我犒賞而吃東西,所以要留意自己吃東西的原因,並且在自己一直把東西往嘴裡塞的時候,想想看自己是不是真的餓了。食物可是代價昂貴的抗沮喪劑。

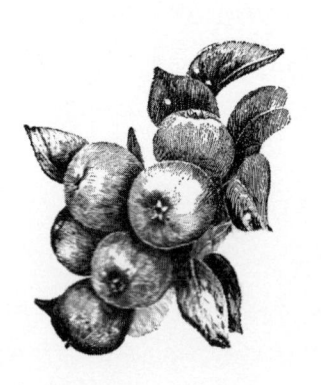

56
如果你沒有餓到想吃蘋果，那麼可能根本還不餓
If you're not hungry enough to eat an apple, then you're probably not hungry.

這是個很有趣的思想實驗，可以看看你是真的餓了還是嘴饞而已。如果你沒有真的想吃蘋果，那麼你可能是為了習慣、解悶或解憂而吃。這種想吃的念頭會過去的。不過如果你真的想吃，那麼就去吃個蘋果吧！

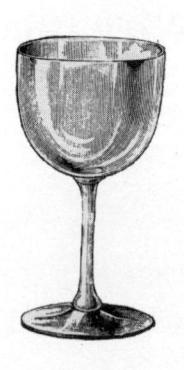

57
傾聽肚子的訊息
Consult your gut.

大部分的人是根據外在（通常是視覺上）線索來決定食量。例如：這份餐點份量多，我們就吃得多；如果碗很大，我們就裝得多。所以在現代生活的許多領域，食物的文化成了眼睛的文化。不過當問題涉及食物時，應該要由其他感官來參與決定，這樣得到的訊息才會更正確且更有用。大腦要在肚子真的飽了之後20分鐘，才會浮現「飽」的感覺；這意謂著，如果你花不到20分鐘就解決一餐，飽足的感覺根本來不及發揮作用。所以，慢慢吃，同時注意自己身體發出的訊息，而不要只相信眼睛看到的內容。就如同老祖母傳下來的諺語：「眼睛總是比胃大。」

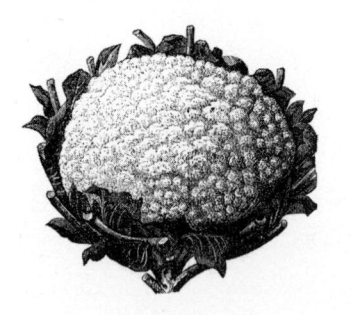

58
慢慢吃
Eat slowly.

慢慢吃，你會比較容易知道什麼時候要停下來，也更容易品嚐到食物的滋味，所以你不用吃到那麼多，就可以覺得滿足。如果你想要的是美好的飲食體驗，而非追求熱量，那麼你吃得越慢，得到的體驗就越多。這個概念可以用一個印地安俗語來表示：「喝下食物、咀嚼飲料。」換句話說，慢慢吃，嚼個徹底，讓你的食物在口中變成液狀，至於喝飲料時，則讓飲料充滿整個口腔再吞下。這個建議可能有點無趣，但你還是可以試看看，至少要完整知道口中食物有哪些。另外還有一個方式，就是重新使用大家早已忘記的餐桌禮節：每吃一口，就把叉子放下。

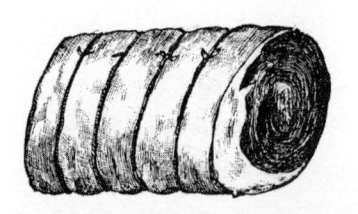

59
「第一口滋味最好。」
"The banquet is in the first bite."

牢記這句諺語,能讓你好好享用食物,並且吃得更慢一點。第一口的滋味最好,接下來的每一口得到的滿足感就會越來越少,經濟學家稱這種現象為邊際效應遞減法則。根據這項法則,應該在前幾口好好品嘗,然後盡早停下來。因為如果你繼續吃,只會得到更多熱量,而未必會更愉快。

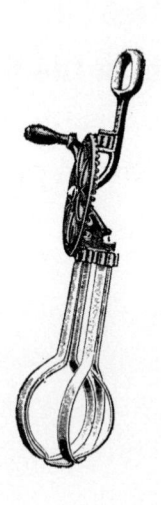

60
你花多少時間準備食物，就花多少時間享用食物
Spend as much time enjoying the meal as it took to prepare it.

慢慢吃，好好品嘗味道，花和烹調一樣多的時間來品嘗食物。這是讚賞廚師的好方式。

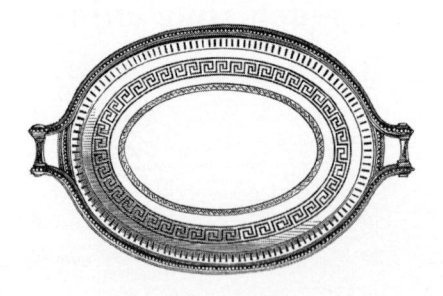

61
點小份的
Order the small.

因為現在是超大份量的時代，小份的其實已經是大份，而且份量很多。根據《輕鬆減去 10 磅》（*The Portion Teller Plan*）的作者楊恩（Lisa Young），麥當勞剛開幕的時候，汽水只有一種份量：約220毫升。現在麥當勞的小杯汽水將近 500 毫升、中杯汽水約 700 毫升，大杯的將近一公升。漢堡王在 1965 年的大杯是 500 毫升，現在這個份量已經是小杯。餐廳的份量也在膨脹，可以考慮點兒童餐來吃，或是合吃一份前菜。

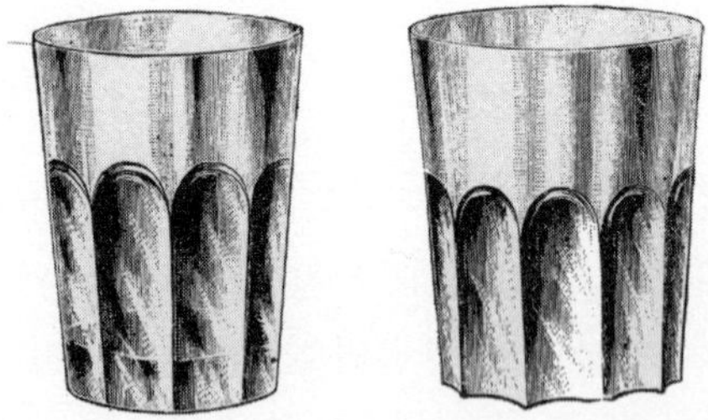

62
買比較小的盤子和杯子
Buy smaller plates and glasses.

食物份量越多,我們就吃得越多,甚至可以比正常食量還多 30%。食品行銷業者對此了然於胸,所以把份量加大,好讓我們買得更多。不過我們在家裡不需要加大份量,也不應該加大。有個研究者發現,只要把盤子從 12 吋改成 10 吋,我們吃的份量就能減少 22%。

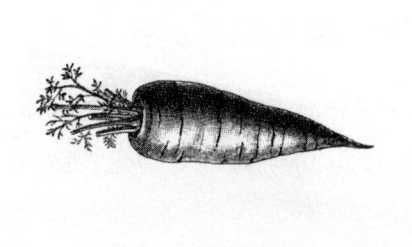

63
拿份量適中的食物,然後不要拿第二次
Serve a proper portion and don't go back for seconds.

如果你拿第二份,就會超出應有的份量。那怎樣才是應有的份量呢?有些俗民方式會依照你的體型來提供判斷方式。有個諺語說,一餐吃的肉不要超出你的拳頭大小;還有諺語說,把你的雙手捧成碗狀,這就是你一餐的份量。如果你想破例吃第二份,那至少多等幾分鐘。你或許會發現自己並不需要拿第二份;或即使拿了,也沒有想像中那麼多。

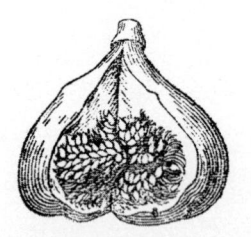

64
有點餓沒關係
It's okay to be a little hungry.

倘若生活在隨時隨地都可以找到食物的環境中,那麼你只要有點餓,就會想吃東西。盡量不要這樣。如果先忍著一下,你的感覺會更敏銳、更清醒,也更快樂;之後有食物吃的時候也覺得更享受。塞萬提斯說:「飢餓是最好的醬汁。」不過:(見下頁)

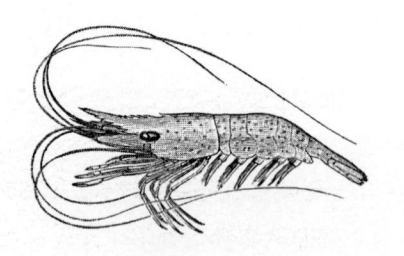

65
不要讓自己太餓
Don't let yourself get too hungry.

很餓的時候上餐桌,很容易就吃過多,而且更容易選擇讓人發胖的食物。科學家說,因飢餓刺激而產生的激素,讓我們傾向選擇高熱量的食物。買食物的時候也一樣,如果你在很餓的時候去買,就會買到太多錯誤的食物。

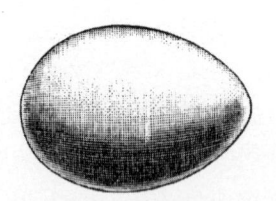

66
「早餐吃得像國王;午餐吃得像王子;晚餐吃得像乞丐。」
"Breakfast like a king, lunch like a prince, dinner like a pauper."

在晚上吃大餐似乎不太健康,不過事實上科學對此尚未提出結論。有些研究指出,睡前時吃東西會讓血液中的三酸甘油酯增加,這不但是心血管疾病的指標,也意味著體重會增加。同時,在每餐之後體能活動越多,肌肉的能量就越容易在轉換成脂肪之前燃燒掉。不過有些研究指出,熱量就是熱量,什麼時候攝取都一樣。即使如此,把飲食的重心往前移到一天的早晨,也可能讓你減少熱量的攝取,因為在早上人們通常沒那麼餓。和這條規則相關的諺語是:「午餐後稍睡一下,晚餐後稍走一下。」

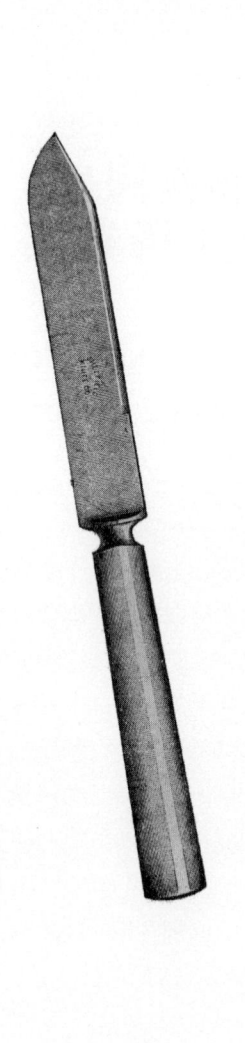

67
吃正餐
Eat meals.

這個建議聽起來和「吃食物」一樣荒謬，但現在這個規則卻需要多加說明。我們常吃零食，卻不常一起用餐。研究美國飲食習慣的社會學家與市場研究學者在論述和發表時，已經不用「餐」這個越來越古老的名詞，取而代之的是「飲食場合」。而研究結果指出，我們在傳統的三餐之外，每天至少還會有一個沒有正式名稱的飲食場合：我們看電視、開車或是工作時，都會吃吃喝喝。（有一項研究指出，18~50歲的美國人，有五分之一是在車上吃東西。）理論上，每天吃五、六份小餐點是合理的，但這麼做的人最後都是吃更多，而且吃到更多加工零食。所以，除非你可以自我節制，都吃真正的食物，否則請吃正餐就好。

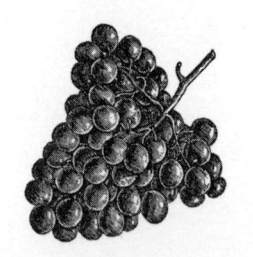

68
只有未加工過的植物可以當零食
Limit your snacks to unprocessed plant foods.

還記得「正餐之間不吃零食」的古老禁忌嗎？幾十年來，排山倒海而來的食物行銷把這句話從我們心中驅逐了出去。自從 1980 年肥胖症開始流行以來，美國人每天多吃了 500 大卡的熱量，那些都是含有鹽、脂肪和糖的零食。所以如果你要吃零食，最好只吃水果、蔬菜和堅果。

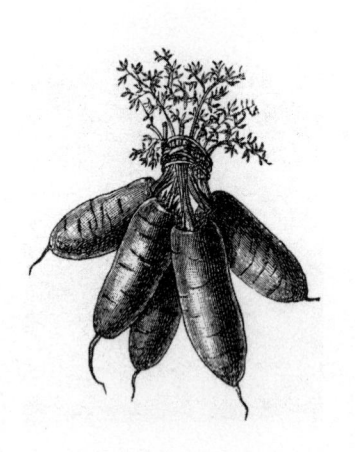

69
不要在車子補充能源的地方補充自己的能源
Don't get your fuel from the same place your car does.

現在美國的加油站從賣食物（與香菸）所賺得的錢，已經超過賣油的收益了。但是看看他們賣的食物，除了牛奶和水之外，都是經過高度加工、不會腐爛的零食，以及非常甜的大瓶裝飲料。加油站已經變成了「加工玉米站」：為你的車加乙醇，為你的胃加高果糖玉米糖漿。

別吃那裡的東西。

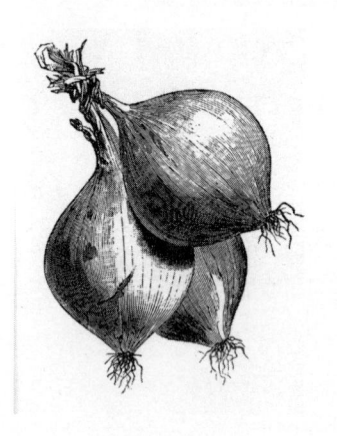

70
只在餐桌上吃東西
Do all your eating at a table.

書桌不是餐桌。如果你在工作、看電視或開車的時候吃飯,那麼你就會吃得心不在焉,結果會吃得比你在餐桌上專注吃飯時來得多。你可以做個小試驗(還滿有用的):把小孩放在電視機前面,然後在小孩面前放滿滿一碗蔬菜。此時他會把碗中的東西通通吃完,即使裡面有他平常碰都不碰的蔬菜,他也不會發現。這個事實也指出了如何使用這個規則的特例:如果你要在餐桌之外的地方吃東西,那就吃蔬菜水果吧。

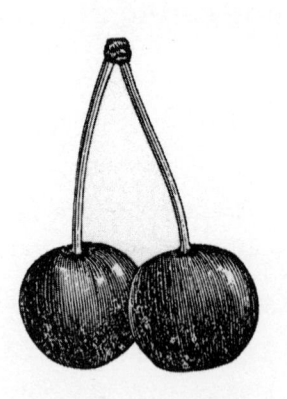

71
別一個人用餐
Try not to eat alone.

美國人越來越常一個人用餐。然而某些研究指出，食量小的人和他人一起用餐，會吃得比較多（或許是因為他們在餐桌上的時間較長），但是對於吃過多的人，一起用餐則能限制食量，因為在其他人眼前，人們比較不會塞下那麼多食物。另外，和他人共餐時，大家除了吃東西，還會進行其他事情，因此會吃得慢些。正因如此，許多食品行銷策略的目標，就是鼓勵人們在電視前或汽車上吃東西，因為一個人吃東西時容易吃得多。不過，節制食量只不過是一起用餐的原因之一：與他人共餐，能把進食從這種提供身體能量的生物活動，提升為家庭與社會的儀式。

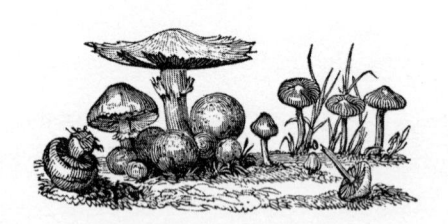

72
想想你的食物是怎麼來的
Give some thought to where your food comes from.

在進食之前,想想這些食物從產地搬到餐桌的一路上,經歷了哪些過程及驚奇,那麼你在吃東西的時候會更愉快,也更意識到自己吃了什麼。不論你是大聲說出自己的新發現,或是默默領受這種每天都會發生的奇蹟,這個方式都能使你吃得更用心;而這種用心則讓你吃得更緩慢也更理智。就如同禪宗在餐前的感恩:「這一餐是由無數生命合力促成,我們應該感念他們的苦勞。」

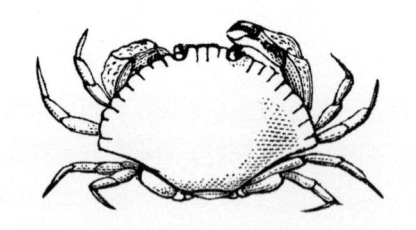

73
「不要成為快餐廚師。」
"Don't become a short-order cook."

一旦孩子把餐桌當成餐廳,他們就會跟餐廳裡的一般人一樣,吃得太多。小孩應該要跟成人一樣,除非有宗教或是健康上的因素,否則桌上有什麼就吃什麼。食品工業推動絕對個人化的飲食,讓人可以想吃就吃、想吃什麼就吃到什麼,因為這樣有助於販售更多食物──但是也讓人吃得太多。桌上有什麼就吃什麼,而不是挑三揀四點想吃的東西,那麼我們就會吃得比較節制。

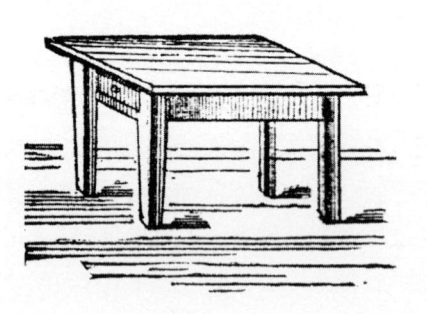

74
「食物標籤別上餐桌。」
"No labels on the table"

食物標籤和包裝別上餐桌,就算是外帶的食物,也把食物從包裝中拿出來,放到盤子上吃。這樣你會吃得比較慢,而且更能享受食物的滋味。在商業訊息和垃圾的包圍之下,很難享用愜意的一餐。

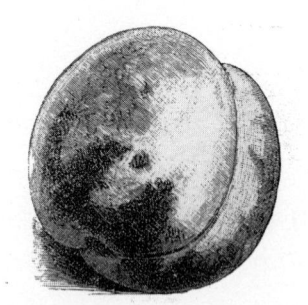

75
把大餐當成特殊事件
Treat treats as treats.

倘若是宴會慶祝等特殊場合，吃吃大餐是很正常的，只要不是每天都是特殊場合就好了。不過，倘若這些餐點是外發給食品廠商來準備，這又使我們陷入麻煩。過去，炸雞、薯條、酥皮派餅和冰淇淋等價格昂貴或準備耗時的食物，現在很容易就能取得。炸雞很麻煩，因此只有在宴客的場合且自己時間充足才會準備，而且炸雞需要花很多工夫一直看著。這些特殊場合的食物賦予生活極大的樂趣，所以不應從食物名單中剔除，只不過「特殊場合」的意義應該重新恢復。方法之一就是自己準備這些食物。如果你的點心是你自己烘烤出來的，那你就不會自找麻煩每天都做。另一個方法是，限制自己只在週末或是特殊場合才吃。有些人的進食原則就是：不吃零食、不拿第二次、不吃甜食——特殊場合除外。

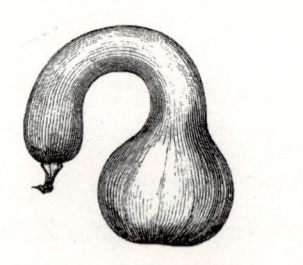

76
留些食物在盤子上
Leave something on your plate.

許多人在成長過程中，都被教導應該要把盤子裡的食物吃乾淨，導致我們長大以後都切實遵守這項教誨，而且可能有點超過。有些較古老且較健康的傳統文化則認為，每樣食物都要留下一點，才是有教養的表現。例如有的人會教導小孩「留下最後一些食物才有禮貌」，或是「寧願浪費也不要變肥」。所以不要把盤子掃空，短期而言可以讓你吃得少一點，長期而言則能讓你更有自制力。

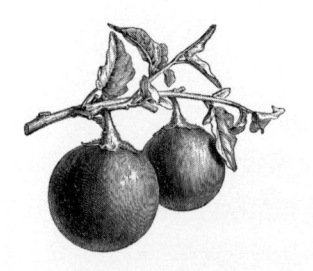

77
製作堆肥
Compost.

這項規則似乎和飲食沒什麼關係,但真的有關。如果你覺得沒吃完的食物還能放到花園堆肥(進而轉化成你的食材),而不至於浪費掉,那麼就比較不會強迫自己把盤子裡的東西吃得精光。此外,你也會比較願意購買新鮮農產品,因為倘若沒來得及吃就壞掉,還可以做成堆肥。市場調查指出,擔心食物壞掉會讓人想去買可以永久保存的加工食品,而不是易腐壞的新鮮食物。如果綠花椰菜梗很不幸在冰箱中萎縮,丟到堆肥中就好,不需要有罪惡感。

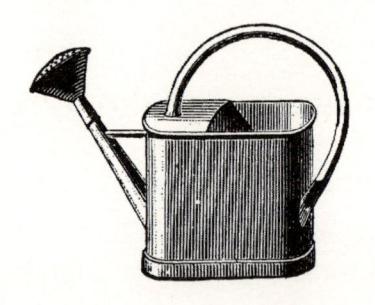

第三部　我該怎麼吃?(別吃太多)

78
如果空間夠，在花園裡種菜；如果空間不夠，在窗台上種菜
Plant a vegetable garden if you have the space, a window box if you don't.

自己種食物，可以修補你和飲食之間的關係，而且是所有關係。自己生產食物的過程既複雜又漫長，而且十分有趣，親身參與其中，是讓你遠離速食文化與速食價值的最佳方式。

你會知道，食物不該是快速、便宜，且能輕鬆取得的；也能了解到食物是大自然的產物，而非工業化的產物；食物不只是能量來源，也是與他人的溝通方式，甚至是與其他物種以及自然界的溝通方式。

在更實際的層面上，你會吃下從自家花園生產的食物，那是你能得到最新鮮也最有營養價值的食物。此外，在種植食物的時候，你會遠離螢幕，走到戶外，

運動身體。當然你也會省下不少錢（根據國家園藝協會的說法，在花園中投資70美元種蔬菜，可以得到價值600美元的收成）。最重要的是，你也更有可能實踐下面這則最重要的規則。

79
每週都去買食物
Go food shopping every week.

如果家裡有新鮮食材,你就比較可能煮出健康的一餐。此外,你也比較能掌握食物櫃和冰箱裡有什麼東西,進而計畫出一週要煮哪幾餐。

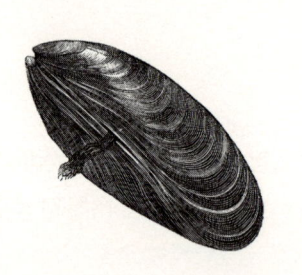

80
親自下廚
Cook.

理論上來說,自己煮或別人煮,對健康的影響並不大。不過除非你有辦法雇用私人廚師特別為你準備每一餐,那麼讓別人為你烹調,就意味著已失去了飲食生活、食物份量以及食物成分的控制權。唯有親自下廚,你才能從食品科學家與食品加工業者手中奪回飲食的控制權,並且保證自己吃下的是真正的食物,而非類食物物質,以及這類物質中有礙健康的油脂、高果糖玉米糖漿,以及過量的鹽。毫無疑問,越少親自下廚,肥胖的情形就越嚴重。而且研究指出,親自下廚的人,吃得比較健康。

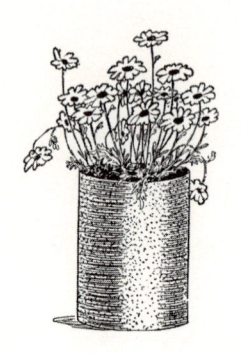

81
在餐桌上放朵花,食物會好吃兩倍

Place a bouquet of flowers on the Table and everything will taste twice as good.

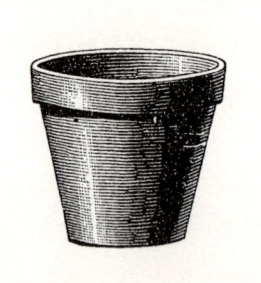

82
偶爾可以破例
Break the rules once in a while.

對於飲食規則緊張兮兮，只會讓你不快樂，可能對健康也不好。我們數十年來的經驗是，太過節制或擔心營養，並不會讓人更健康或更苗條，培養輕鬆面對食物的態度是很重要的。在某些特殊場合，你可能會想把這些規則拋諸腦後，但你不會真正忘掉（尤其如果你沒有放棄第 75 項規則）。重點並非特殊場合，而是每天都要確實執行，這些才是掌管你日常飲食的基本習慣。我們常說：「凡事要節制。」但我們也別忘記王爾德對這句話的補充說明：「就連『節制』也一樣。」

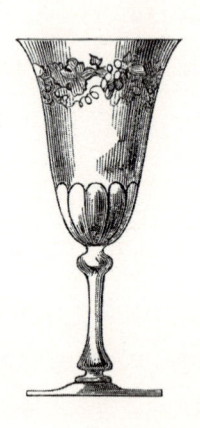

83
如果你吃的是真正的食物，就不需要有規則
When you eat real food, you don't need rules.

致謝

我要感謝所有協助我完成這本書的人,其中許多人我不知其名,也有許多人甚至不知道自己幫助了我。不過以下幾位我要特別提出感謝:David Ludwig 醫師為我解答了許多重要的營養學問題;他讀了初稿,給予許多寶貴意見,還抓出幾個錯誤,不過倘若本書還有錯誤,責任不在他身上。Daphne Miller 醫師也是我在營養學方面的好老師,她以自己醫療工作的實際經驗,以及延伸到世界各地傳統飲食方式的田野研究,提供幾條值得銘記在心的飲食規則。此外,我在和 Marion Nestle、Walter Willett 以及 Joan Gussow 的談話中,也獲得許多飲食與健康方面的知識,不過我也知道,他們不會同意書中的一些說法。我要特別感謝《紐約時報》的 Tara Parker-Pope,她好心讓我在她的部落格上徵求飲食的規則;當然我也要謝謝瀏覽她部落格的網友,你們的踴躍回應為本書提供了豐富無比的內容。再次感謝我的老友兼同事 Michael Schwarz 幫我讀初稿,並且加以編輯潤色。我也要再次謝謝 Amanda Urban 以及她在 ICM 的優秀團隊。我還要謝謝企鵝公司的傑出團隊,其中特別感謝 Ann

Godoff、Lindsay Whalen、Holly Watson 與 Rachel Burd。我很感謝 Malia Wollan 一流的研究與編輯功夫,以及 Adrienne Davich 幫忙研究與檢查內容的正確性。最後,我衷心感激 Judith 和 Isaac,你們是我最佳的晚餐伴侶;你們的想法與意見,還有煮出來的食物,總是能滋養我,也特別滋養了這本書。

> 飲食規則：83條日常實踐的簡單飲食方針/ 麥可.波倫(Michael Pollan)著；鄧子衿譯. -- 初版. -- 新北市：大家出版：遠足文化發行, 2012.01 面； 公分
> 譯自：Food rules : an eater's manual
> ISBN 978-986-6179-28-0(精裝). --
> ISBN 978-986-6179-29-7(平裝)
> 1.健康飲食 2.營養 3.飲食風俗
>
> 411.3   10002405

Food Rules: An Eater's Manual © Michael Pollan, 2009
Traditional Chinese language edition © 2012 by Common Master Press
Published in Agreement with The Penguin Press.,
Through Bardon Chinese Media Agency
博達著作權代理有限公司
All rights reserved

Food Rules: An Eater's Manual
飲食規則：83條日常實踐的簡單飲食方針

作者・麥可・波倫（Michael Pollan）｜譯者・鄧子衿｜全書設計・王璽安｜責任編輯・宋宜真｜行銷企畫・柯若竹｜內頁排版・菩薩蠻數位文化有限公司｜部分插畫來源・FCIT｜總編輯・賴淑玲｜社長・郭重興｜發行人兼出版總監・曾大福｜出版者・大家出版｜發行・遠足文化事業股份有限公司　231　新北市新店區民權路108-3號6樓　電話・(02)2218-1417　傳真・(02)8667-1065｜劃撥帳號・19504465　戶名・遠足文化事業有限公司｜印製・成陽印刷股份有限公司　電話・(02)2265-1491｜法律顧問・華洋國際專利商標事務所　蘇文生律師｜定價・260 元｜初版一刷・2012 年 2 月｜有著作權・侵犯必究｜一本書如有缺頁、破損、裝訂錯誤，請寄回更換